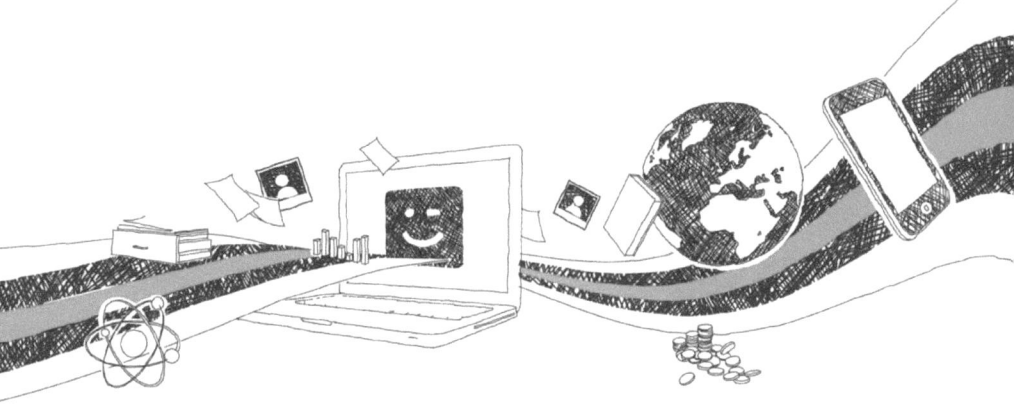

Hendrik Heitland, Dorothee Bitters

Die Umsetzung des § 20 Abs. 1 und 2 SGB V durch die gesetzliche Krankenversicherung (Stand 2007)

GRIN Verlag

Bibliografische Information der Deutschen Nationalbibliothek:

Die Deutsche Bibliothek verzeichnet diese Publikation in der Deutschen National-
bibliografie; detaillierte bibliografische Daten sind im Internet über http://dnb.d-
nb.de/ abrufbar.

Impressum:

Copyright © 2007 GRIN Verlag GmbH
Druck und Bindung: Books on Demand GmbH, Norderstedt Germany
ISBN: 978-3-638-86092-5

Dieses Buch bei GRIN:

http://www.grin.com/de/e-book/79381/die-umsetzung-des-20-abs-1-und-2-sgb-v-
durch-die-gesetzliche-krankenversicherung

GRIN - Your knowledge has value

Der GRIN Verlag publiziert seit 1998 wissenschaftliche Arbeiten von Studenten, Hochschullehrern und anderen Akademikern als eBook und gedrucktes Buch. Die Verlagswebsite www.grin.com ist die ideale Plattform zur Veröffentlichung von Hausarbeiten, Abschlussarbeiten, wissenschaftlichen Aufsätzen, Dissertationen und Fachbüchern.

Besuchen Sie uns im Internet:

http://www.grin.com/

http://www.facebook.com/grincom

http://www.twitter.com/grin_com

Universität Bremen

Modul 22: System und Recht der gesundheitlichen Sicherung

Veranstaltung 11-56-1-M22-1

Sommersemester 2007

Studiengang:

B.A. Public Health / Gesundheitswissenschaften

Die Umsetzung des
§ 20 Abs. 1 und 2 SGB V
durch die gesetzliche Krankenversicherung

Autoren:

Hendrik Heitland

2. Fachsemester

Dorothee Bitters

2. Fachsemester

INHALTSVERZEICHNIS

1. Einleitung

In dieser Hausarbeit befassen wir uns mit dem § 20 SGB V Abs. 1 und 2 und stellen seine Umsetzung durch die Gesetzliche Krankenversicherung dar. Hierbei konzentrieren wir uns auf den Individuellen Ansatz und die Betriebliche Gesundheitsförderung, da wir unser Hauptaugenmerk auf die Gesundheitsangebote für die erwachsene Bevölkerung richten wollen. Gesundheitsförderungsmaßnahmen nach dem Setting-Ansatz richten sich meistens an Kinder und Jugendliche, außerdem ist Betriebliche Gesundheitsförderung eine Maßnahme im Setting Betrieb. Wir orientieren uns an den *„Gemeinsamen und einheitlichen Handlungsfelder und Kriterien der Spitzenverbände der Krankenkassen zur Umsetzung von § 20 Abs. 1 und 2 SGB V vom 21. Juni 2000 in der Fassung vom 10. Februar 2006"*, im Folgenden Leitfaden genannt. Wir wollen aufzeigen, welche Möglichkeiten die Krankenkassen zur Durchführung von Maßnahmen zur Gesundheitsförderung und Prävention durch den § 20 SGB V haben und wie diese wahrgenommen werden. Dabei gehen wir von der These aus, dass die Krankenkassen den Leitfaden nicht ausreichend umsetzen und folglich in den genannten Aspekten eine Unterversorgung haben. Zunächst wird unter Punkt 2 ein Überblick über den § 20 SGB V Abs. 1 und 2 und seine historische Entwicklung gegeben. Der Paragraph wird deklariert und es wird aufgezeigt, wie er sich seit der Integration in das Sozialgesetzbuch 1989 im Laufe der Gesundheitsreformen bis 2006 verändert hat. In Punkt 3 und 4 werden auf der Grundlage des Leitfadens Aufgaben der Krankenkassen zur Gesundheitsförderung und Primärprävention nach dem Individuellen Ansatz und der Betrieblichen Gesundheitsförderung und die daraus entstehenden Handlungsfelder vorgestellt. Nachfolgend präsentieren wir in Punkt 5 Ergebnisse aus der *„Dokumentation 2005 – Leistungen der Gesetzlichen Krankenversicherung in der Primärprävention und Betrieblichen Gesundheitsförderung* der Spitzenverbände der Krankenkassen". In der Diskussion in Punkt 6 befassen wir uns mit Expertenmeinungen zur Umsetzung des § 20 SGB V und bewerten selber anhand der Ergebnisse die Erfolge und Misserfolge.

2. Der § 20 SGB V

2.1 Gesetzliche Grundlage

Im Jahr 1999 wurde im Zuge der GKV-Gesundheitsreform vom deutschen Bundestag folgende, am 01. Januar 2000 in Kraft tretende Fassung des § 20 Abs. 1 und 2 beschlossen:

„(1) Die Krankenkasse soll in der Satzung Leistungen zur primären Prävention vorsehen, die die in den Sätzen 2 und 3 genannten Anforderungen erfüllen. Leistungen zur Primärprävention sollen den allgemeinen Gesundheitszustand verbessern und insbesondere einen Beitrag zur Verminderung sozial bedingter Ungleichheit von Gesundheitschancen erbringen. Die Spitzenverbände der Krankenkassen beschließen gemeinsam und einheitlich unter Einbeziehung unabhängigen Sachverstandes prioritäre Handlungsfelder und Kriterien für Leistungen nach Satz 1, insbesondere hinsichtlich Bedarf, Zielgruppen, Zugangswegen, Inhalten und Methodik.

(2) Die Krankenkassen können den Arbeitsschutz ergänzende Maßnahmen der betrieblichen Gesundheitsförderung durchführen; Absatz 1 Satz 3 gilt entsprechend. Die Krankenkassen arbeiten bei der Verhütung arbeitsbedingter Gesundheitsgefahren mit den Trägern der gesetzlichen Unfallversicherung zusammen und unterrichten diese über die Erkenntnisse, die sie über Zusammenhänge zwischen Erkrankungen und Arbeitsbedingungen gewonnen haben. Ist anzunehmen, dass bei einem Versicherten eine berufsbedingte gesundheitliche Gefährdung oder eine Berufskrankheit vorliegt, hat die Krankenkasse dies unverzüglich den für den Arbeitsschutz zuständigen Stellen und dem Unfallversicherungsträger mitzuteilen." [1]

---

[1] vgl. Spitzenverbände der Krankenkassen, 2006, S. 7

2.2 Historische Entwicklung

1989 wurde der § 20 Abs. 1 und 2 in das Sozialgesetzbuch V integriert. Hiernach wurden Maßnahmen zur Förderung der Gesundheit erstmals in den Leistungskatalog der gesetzlichen Krankenkassen aufgenommen. Durch solche – auch von den Krankenkassen selbst angebotenen – Kurse wurde die Berücksichtigung salutogener Ansätze deutlich. Zuvor wurden im deutschen Gesundheitssystem vorrangig Maßnahmen zur Prävention oder Kuration ergriffen. „In dieser Pionierphase der Gesundheitsförderung in Deutschland gab es zahlreiche Schwachstellen in der Planung, Koordinierung und Umsetzung der Maßnahmen:

- Unzureichende oder fehlende Bedarfsanalysen
- Unzulängliche Prioritätensetzung und Zielgruppenauswahl
- Überwiegend sporadische Einzelmaßnahmen der Verhaltensprävention
- Unzulängliche oder fehlende Evaluationsroutinen." [2]

1992 wurde der § 20 SGB V durch das Gesundheitsstrukturgesetz erweitert. Hierdurch wurden nun „Selbsthilfegruppen und Selbsthilfe-Kontaktstellen mit gesundheitsfördernder und rehabilitativer Zielsetzung" gefördert.

Zu Anfang der 90er Jahre gerieten die gesundheitsförderlichen Angebote der gesetzlichen Krankenkassen mehrfach in Kritik, da das System der gesetzlichen Krankenversicherung immer stärker auf wettbewerbliche Ziele ausgerichtet wurde. 1996 wurde durch das Beitragsentlastungsgesetz die Gesundheitsförderung als Pflichtleistung der gesetzlichen Krankenversicherung gestrichen und auf die Träger der gesetzlichen Unfallversicherung übertragen. Diese waren nach der Umformulierung des § 20 SGB V nun in der Verantwortung für Schutzimpfungen, krankheitsbezogene Selbsthilfeunterstützung und die Verhütung arbeitsbedingter Gesundheitsgefahren.

---

[2] vgl. Meierjürgen, 2002, S. 94 f

Im Jahre 2000 wurde der § 20 SGB V durch das GKV-Gesundheitsreform-gesetz neu gestaltet. Die Krankenkassen erbrachten hiernach nun wieder Leistungen zur primären Prävention, die den Gesundheitszustand verbessern und sozial bedingte Ungleichheiten von Gesundheitschancen vermindern. Zudem konnten nun Maßnahmen zur betrieblichen Gesundheitsförderung ergriffen werden, die den Arbeitsschutz ergänzen sollten. Diese Handlungsfelder und Kriterien wurden daraufhin in dem Leitfaden der Spitzenverbände der Krankenkassen zur Umsetzung des § 20 SGB V festgehalten. Hiermit kamen die Krankenkassen dem Auftrag des Gesetzgebers nach, wonach die Qualität der Angebote gesichert werden sollte. [3]

Im Jahr 2004 wurde im GKV-Modernisierungsgesetz festgelegt, dass alle Versicherten eine Zuzahlung zu den Leistungen der Krankenkassen erbringen sollen. Diese dürfen eine bestimmte Belastungsgrenze jedoch nicht überschreiten. Der Leitfaden der Spitzenverbände der Krankenkassen zur Umsetzung des § 20 SGB V wurde seit 2001 mehrfach überarbeitet und ergänzt. Im Folgenden wird auf die vierte überarbeitete Fassung der gemeinsamen und einheitlichen Handlungsfelder und Kriterien der Spitzen-verbände der Krankenkassen zur Umsetzung des § 20 SGB V aus dem Jahr 2006 eingegangen.

---

[3] vgl. Kaba-Schönstein, 2003, S. 89 f

3. § 20 Abs. 1 SGB V

3.1 Der Individuelle Ansatz

Die Spitzenverbände der Krankenkassen unterscheiden in ihrem Leitfaden nach zwei Präventionsansätzen: dem Setting-Ansatz und dem Individuellen Ansatz. Unter Letzterem versteht man „Interventionen, die auf den einzelnen Menschen und sein Verhalten ausgerichtet sind und die die individuellen Fähigkeiten und Möglichkeiten einer gesunden, Störungen und Erkrankungen vorbeugenden Lebensführung aufzeigen." Maßnahmen des Individuellen Ansatzes sind somit schwerpunktmäßig verhaltenspräventive Maßnahmen und setzen am Gesundheitsverhalten des einzelnen Versicherten an. Sie sollen Hilfestellung „(...) für eine gesunde und Erkrankungen vorbeugende Lebensführung" bieten. [4] Der Ansatz der Verhaltensänderung greift nur, „wenn beim Einzelnen auch eine entsprechende Handlungsbereitschaft (und Handlungskompetenz) vorliegt". [5] Der Versicherte muss sich ändern wollen und daran glauben, dass er sich ändern kann. Mit dem Individuellen Ansatz wird somit die gesundheitliche Eigenverantwortung des Individuums angesprochen; Gesundheit wird als individuelles Merkmal betrachtet. Das Individuum muss für sich einschätzen, ob bei ihm Risiken bestehen, an einer bestimmten Krankheit zu erkranken und ob eine Verhaltensänderung seiner Gesundheit dient. [6] Durch finanzielle Unterstützung sollen die Krankenkassen einen Anreiz zur Teilnahme an gesundheitsförderlichen Maßnahmen - und somit zur Verhaltensänderung - geben.

Wie für alle Leistungen der GKV gilt nach § 12 Abs. 1 SGB V auch bei Präventionsangeboten: „die Leistungen [müssen] ausreichend, zweckmäßig und wirtschaftlich sein; sie dürfen das Maß des Notwendigen nicht überschreiten". Außerdem muss ein Bedarf gegeben sein, wozu Erkrankungen zunächst nach ihrer epidemiologischen Bedeutung eingestuft werden müssen. Hierzu werden Datenquellen im Hinblick auf Häufigkeit, medizinischer Relevanz und volkswirtschaftlicher Bedeutung bestimmter Erkrankungen ausgewertet.

---

[4] vgl. Medizinischer Dienst der Spitzenverbände der Krankenkassen, 2007, S. 53
[5] vgl. Naidoo/Wills, 2003, S. 93
[6] vgl. Naidoo/Wills, 2003, S. 220

Folgende Krankheiten sind nach Auswertungen von Daten des Statistischen Bundesamtes, BZgA u. a. öffentlichen Quellen von epidemiologischer Bedeutung: Herz-Kreislauf-Erkrankungen, Diabetes mellitus, bösartige Neubildungen, Krankheiten des Skeletts, der Muskeln und des Bindegewebes, Krankheiten des Nervensystems und der Sinnesorgane sowie psychische/psychosomatische Krankheiten. Präventionsangebote sollen die Risikofaktoren für diese Krankheiten verringern, aber auch gesundheitsfördernde Anteile enthalten und somit die Auftretenswahrscheinlichkeit verringern. Bei diesen präventiven Interventionen muss aber auch die Wirksamkeit nachgewiesen werden. Dies ist durch Expertisen und Studien möglich, aber auch durch eine nachhaltige Dokumentation und Evaluation. Eine Evaluierung von verhaltensändernden Maßnahmen ist schwierig, da sich die Verhaltensänderung meist viel später einstellt und kaum eindeutig nachzuweisen ist, „dass die festgestellte Änderung auch wirklich eine direkte Folge der gesundheitsfördernden Maßnahme" darstellt. [7]

Für eine einheitliche Dokumentation der primärpräventiven Leistungen, haben die Spitzenverbände der Krankenkassen (SpiK) „Materialien zum Qualitätsmanagement in der Primärprävention und betrieblichen Gesundheitsförderung gemäß § 20 Abs. 1 und 2 SGB V" entwickelt. Die Materialien sind Formulare, die von den Krankenkassen ausgefüllt und in Kooperation mit dem Medizinischen Dienst der Krankenkassen ausgewertet werden. Diese Auswertungen werden jährlich in einer Dokumentation veröffentlicht. Zudem werden „derzeit gemeinsame und einheitliche Instrumente der Erfolgskontrolle" entwickelt.

Individuell präventive Maßnahmen sollen besonders für solche Zielgruppen angeboten werden, „bei denen der Bedarf am größten und/oder das Kosten-Nutzenverhältnis am günstigsten ist". Zur Einteilung in bestimmte Zielgruppen sind die „geläufigen Sozialindikatoren wie Einkommen, Bildung, Beruf (...) [und] soziodemographische Faktoren wie Alter, Geschlecht, Familienstand und besondere Risiken" zu berücksichtigen. Es ist jedoch darauf zu achten, dass keine Personen mit Kontraindikatoren an den angebotenen Maßnahmen

---

[7] vgl. Naidoo/Wills, 2003, S. 94

teilnehmen. Kontraindikatoren sind hier beispielsweise Personen mit behandlungsbedürftigen Erkrankungen. [8] Durch Primärprävention soll bei Gesunden die Entstehung bzw. das Auftreten einer Krankheit verhindert werden. O. g. Personen sind stark gefährdet oder bereits erkrankt. Hier sind Maßnahmen der Sekundär- bzw. Tertiärprävention notwendig.

3.2 Handlungsfelder nach dem Individuellen Ansatz

Die Spitzenverbände haben vier Handlungsfelder festgelegt, die in verschiedene Präventionsprinzipien unterteilt sind. Jedem dieser Präventionsprinzipien werden in dem Leitfaden die Kriterien Bedarf, Wirksamkeit, Zielgruppe, Ziel, Inhalt, Methodik und Anbieterqualifikation vorgegeben. Die Krankenkassen sollen überprüfen, ob diese Qualitätskriterien erfüllt werden. Folgende Handlungsfelder sind die Hauptrisikofaktoren für die in Abschnitt 3.1 genannten Erkrankungen:

Bewegungsgewohnheiten
Nur 10 – 20 % der Bevölkerung bewegen sich ausreichend. Eine zielgerichtete, regelmäßige Bewegung ist ein zentraler Schutzfaktor der Gesundheit.
Im Handlungsfeld Bewegungsgewohnheiten wird zunächst das Prinzip „Reduzierung von Bewegungsmangel durch gesundheitssportliche Aktivität" genannt. Durch definierte Kernziele soll das Bewegungsverhalten des Versicherten verbessert und eine Bindung an regelmäßige gesundheitssportliche Aktivität erzielt werden. Es wird ausschließlich Gesundheitssport gefördert. Im Vordergrund steht dabei eine Verhaltenswirkung durch Veränderung bzw. Verbesserung des Bewegungsverhaltens, die dann zu langfristig wirksamen Gesundheitseffekten führen soll. Als Zielgruppe werden im Leitfaden „Gesunde Versicherte mit Bewegungsmangel" benannt.
Mit dem Präventionsprinzip „Vorbeugung und Reduzierung spezieller gesundheitlicher Risiken durch geeignete verhaltens- und gesundheitsorientierte Bewegungsprogramme" werden Versicherte mit speziellen Risiken im Bereich des Muskel-Skelettsystems, im Bereich des Herz-/Kreislaufsystems und des

---

[8] vgl. Spitzenverbände der Krankenkassen, 2006, S. 13 ff

metabolischen Bereichs und im psycho-somatischen Bereich" angesprochen. Die Intervention zielt dabei auf Vorbeugung bzw. Vermeidung dieser Krankheiten ab, während es bei der Reduzierung von Bewegungsmangel um die Verbesserung des allgemeinen Gesundheitszustands geht.

Ernährung

Fast ein Drittel aller Kosten im Gesundheitswesen fallen durch ernährungsbedingte Krankheiten an. Viele Menschen haben ungünstige Ernährungsgewohnheiten, zudem ist die Ernährungssituation in der Bevölkerung unbefriedigend in Bezug auf Höhe und Qualität der Nahrungszufuhr. Dabei sind viele Erkrankungen wie z. B. Diabetes mellitus, Allergien und Mangelerkrankungen ernährungsabhängig. Durch primärpräventive Kurse soll das Ernährungsverhalten von Versicherten mit ernährungsbedingtem Fehlverhalten unter Berücksichtigung der Alltagssituation verbessert werden. Hier setzt das Präventionsprinzip „Vermeidung von Fehl- und Mangelernährung" an. Mit dem Präventionsprinzip Vermeidung und Reduktion von Übergewicht werden Versicherte angesprochen, deren BMI zwischen 25 und 30 liegt - erstmals werden hier auch speziell übergewichtige Kinder und Jugendliche als Zielgruppe genannt. Hier soll durch Ernährungskorrektur das Körpergewicht reduziert werden. Auch Maßnahmen zur Verbesserung des Bewegungsverhaltens sind dabei zu berücksichtigen.

Stressbewältigung

Ein gewisses Maß an Stress ist gesundheitsförderlich. Es kommt in Stresssituationen zur Ausschüttung von Hormonen, die Energiereserven mobilisieren und somit zu höherem biologischen Leistungspotential anregen. [9] Zuviel Stress gefährdet allerdings die körperliche und psychische Gesundheit. Nach einer WHO-Studie treten schon bei Kindern Stresserlebnisse auf. Bereits 11-15 jährige klagen über regelmäßige stressbedingte Symptome wie Müdigkeit, Einschlafschwierigkeiten, Gereiztheit, Kopf- und Rückenschmerzen. Das Belastungsniveau wird zukünftig durch „zunehmende Anforderungen an Mobilität, Flexibilität und Leistungsbereitschaft" steigen. Stressempfinden ist

---

[9] vgl. Badura/Iseringhausen/Strodtholz, 2006, S. 195

9

stark subjektiv, da jedes Individuum Stress unterschiedlich empfindet und auch stressbedingten Reaktionen anders begegnet. Maßnahmen nach dem Prinzip der „Förderung individueller Kompetenzen der Belastungsverarbeitung zur Vermeidung stressbedingter Gesundheitsrisiken" sollen ein angemessenes Stressbewältigungsverhalten vermitteln. Der Leitfaden unterscheidet hier zwischen multimodaler Stressbewältigung in Form von systematischen Problemlösen, Zeitmanagement, persönlicher Arbeitsorganisation, selbstbehauptenden Verhalten sowie sozial-kommunikativer Kompetenz auf der einen Seite und Maßnahmen zur Entspannung als Gegenpol zur Stressreaktion auf der Anderen. Dabei werden auch fernöstliche Methoden wie Yoga oder Qi Gong anerkannt.

Suchtmittelkonsum

Die GKV-Präventionsansätze im Handlungsfeld Suchtmittelkonsum fokussieren die sozial akzeptierten, aber auch individuell vermeidbaren Gesundheitsrisiken Rauchen und Alkoholkonsum. 35% der erwachsenen Bevölkerung raucht, der Konsum liegt zwischen 5 – 20 Zigaretten am Tag. Nikotin ist stark suchterzeugend und Hauptrisikofaktor für die Entstehung bzw. Verschlimmerung von vielen (chronischen) Krankheiten, besonders bei Herz-Keislauf- und Krebserkrankungen, welche die Haupttodesursachen in der Bevölkerung sind. Rauchen ist zudem die Hauptursache für Lungenkrebssterblichkeit, wobei durch das Passivrauchen auch die Gesundheit von anderen Personen gefährdet wird. Ziel der Maßnahmen nach dem Prinzip „Förderung des Nichtrauchens" ist die Beendigung des Tabakkonsums, besonders bei Schwangeren, Kindern und Jugendlichen. Bei Letzteren sind Maßnahmen nach dem Individuellen Ansatz nicht geeignet, da die GKV auf den Setting-Ansatz setzt.

Während das Rauchen auch durch gesellschaftspolitische Aktivitäten, wie das angestrebte öffentliche Rauchverbot, immer mehr ins Abseits gedrängt wird, konsumieren rund 90% der erwachsenen Bevölkerung alkoholische Getränke. Die Deutsche Stelle für Suchtfragen bewertet einen Konsum von mehr als 30g Reinalkohol pro Tag für Männer (für Frauen ab 20g) als riskanten Konsum. Ein übermäßiger Alkoholkonsum hat sowohl körperliche als auch psychosoziale

Folgen. Ziele des Präventionsprinzips sind ein gesundheitsgerechter Umgang mit Alkohol, Reduzierung des Alkoholkonsums und Abstinenz in relevanten Situationen, wie in der Schwangerschaft, im Straßenverkehr, bei der Einnahme von Medikamenten etc.

Zu primärpräventiven Leistungen nach dem Individuellen Ansatz zählen Kurse, die von externen Anbietern, der eigenen Krankenkasse, von Kooperationspartnern der eigenen Krankenkasse (z. B. Vereine, Volkshochchulen) und von fremden Krankenkassen durchgeführt werden. Grundvorausetzungen für die Durchführung sind ein vorliegendes Trainermanual und Teilnehmerunterlagen, angemessene räumliche Voraussetzungen sowie eine angemessene Personenzahl der Gruppe. Eine staatlich anerkannte Ausbildung ist in allen Handlungsfeldern Vorraussetzung.

Nach dem Prinzip des Individuellen Ansatzes sollen die Krankenkassen die Maßnahmen nicht dauerhaft finanzieren, es soll vielmehr ein Anreiz zu einem gesundheitsbewussten Verhalten gegeben werden und die erworbenen Fertigkeiten sollen selbstständig angewendet bzw. eigenverantwortlich fortgeführt und so in den Alltag integriert werden. Empfohlen werden dazu 8 – 12 Kurseinheiten. Die Höhe der Finanzierung ist von Krankenkasse zu Krankenkasse unterschiedlich und in der jeweiligen Satzung festgelegt. Eine Übernahme von Mitgliedschaftsbeiträgen in Sportvereinen und Fitnessstudios ist nicht zulässig, da dies nicht als Gesundheitssport gewertet wird. Dies gilt ebenso für Maßnahmen, deren Anbieter ein wirtschaftliches Interesse am Verkauf von Begleitprodukten (z. B. Weightwatchers) haben. [10]

---

[10] vgl. Spitzenverbände der Krankenkassen, 2006, S. 17 ff

11

4. § 20 Abs. 2 SGB V

4.1 Betriebliche Gesundheitsförderung

Der zweite Absatz des § 20 SGB V soll die Krankenkassen dazu befähigen, die betriebliche Gesundheitsförderung durch geeignete Maßnahmen zu unterstützen. Dies sollen allerdings ergänzende Aktivitäten sein – die eigentliche Verantwortung zum Arbeits- und Unfallschutz liegt dabei weiterhin beim Arbeitgeber und den Unfallversicherungsträgern. Im Arbeitsschutzgesetz werden primär die Arbeitgeber zur humanen Arbeitsgestaltung verpflichtet und müssen, ebenso wie die Unfallversicherungsträger, arbeitsbedingte Gesundheitsgefahren verhüten. Die Krankenkassen haben aufgrund des § 20 Abs. 2 SGB V aber das Recht, sinnvolle Maßnahmen durchzuführen, die über die Aufgaben des Arbeitschutzes hinausgehen. [11]

„Die Krankenkasse soll sowohl im Einzelfall als auch z.B. bei auffälligen Häufungen von Erkrankungen bestimmter Personenkreise (z.b. auch in Betrieben) den Ursachen nachgehen. Gemeint ist darunter ein zielorientiertes Vorgehen der Krankenkasse, auch unter Hinzuziehung anderer Stellen (z.B. sozialer Dienst, medizinischer Dienst, Betriebsärzte, öffentlicher Gesundheitsdienst, Gewerbeaufsicht)." [12]

Also ist für eine wirksame Durchführung der Maßnahmen nicht nur eine enge Zusammenarbeit zwischen den Unfallversicherungsträgern und den Krankenskassen erforderlich, auch betriebsinterne und –externe Stellen müssen hinzugezogen werden. Hierdurch ist eine Kooperation seitens der Betriebsführung, sicherheitstechnischen Diensten etc. und den Krankenkassen gefragt. Letztere werden die verantwortlichen Organisationen nicht nur finanziell, sondern - vor allem wenn ein finanzielles Engagement nicht realisierbar ist - fachlich unterstützen. Dabei soll in erster Linie darauf geachtet werden, dass das Präventionsprinzip nach § 20 Abs.1 Satz 3 SGB V Anwendung findet.

---

[11] vgl. Spitzenverbände der Krankenkassen, 2006, S. 47
[12] Spitzenverbände der Krankenkassen, 1988, S. 51

Hieraus ergeben sich unterschiedliche Anforderungen an alle beteiligten Akteure um ein qualifiziertes Gesundheitskonzept zu entwickeln und dieses unter Berücksichtigung der sozialen Verantwortung des Betriebes adäquat umzusetzen. Die Erfüllung der Anforderungen ist Vorraussetzung für eine erfolgreiche Arbeit in den im Folgenden beschrieben Handlungsfeldern. [13]

4.2 Handlungsfelder in der Betrieblichen Gesundheitsförderung

Laut des Leitfadens gibt es folgende Handlungsfelder, in denen Risikopotenzial besteht bzw. Ressourcen vorhanden sind um Präventionsmaßnahmen anwenden zu können:

- Arbeitsbedingte körperliche Belastungen
- Betriebsverpflegung
- Psychosoziale Belastungen
- Gesundheitsgerechte Mitarbeiterführung
- Suchtmittelkonsum

Hier werden in den einzelnen Punkten Aussagen zu Bedarf, Wirksamkeit, Anwendung, Ziel und Qualifikation zur Durchführung der Maßnahmen getroffen. [14]

Betriebliche Gesundheitsförderung beinhaltet Verhältnis- und Verhaltenspräventive Maßnahmen und „ist sowohl auf die Stärkung von Gesundheitspotenzialen in Unternehmen als auch auf die Stärkung von gesundheitsbewusstem Verhalten der Beschäftigten ausgerichtet". [15]

Arbeitsbedingte körperliche Belastungen
Nach Aussage des BKK Gesundheitsreports 2006 wurde im Jahr 2005 jeder Arbeitnehmer durchschnittlich für 12,6 Tage krankgeschrieben. Die häufigsten Ursachen für Arbeitsunfähigkeit waren Krankheiten des Muskel-Skelett-Systems (25,8%), des Atmungssystems (17,7%), Verletzungen und

---

[13] vgl. Spitzenverbände der Krankenkassen, 2006, S. 47 ff
[14] vgl. Spitzenverbände der Krankenkassen, 2006, S. 51 ff
[15] vgl. Medizinischer Dienst der Spitzenverbände der Krankenkassen, 2007, S. 60 f

Vergiftungen (14,9%), psychische Störungen (8,5%), des Verdauungssystems (6,4%) und des Kreislaufsystems (4,5%). [16] Durch die hohe Anzahl der Muskel-Skelett-Erkrankungen ergibt sich hier der größte Handlungsbedarf im Bereich der arbeitsbedingten körperlichen Belastungen. Davon waren vor allem Beschäftigte aus den Berufszweigen Abfallbeseitigung, Post- und Kurierdienste, Baugewerbe, Feinmechanik etc. betroffen, die Arbeiten mit hoher einseitiger Belastung ausführen mussten. [17]

Hier sollen nun durch Maßnahmen wie z.b. einer arbeitsplatzbezogenen Rückenschulung mit theoretischen und praktischen Übungen „ (...) konstitutionelle und konditionelle Schwächen [ausgeglichen] und (...) Rückenbeschwerden [vorgebeugt werden], insbesondere wenn diese Maßnahmen auf die konkreten Anforderungen am Arbeitsplatz abgestimmt werden." Dies soll die Beschäftigten dazu befähigen, die erlernten Kenntnisse am Arbeitsplatz selbstständig anwenden zu können. Hierfür werden das Problembewusstsein und die Eigenverantwortung des Arbeitnehmers gestärkt. Idealerweise wird durch eine Verbesserung der Arbeitsbedingungen die Zufriedenheit des Beschäftigten erhöht und zusätzlich sein Bewegungsverhalten am Arbeitsplatz verändert. [18]

Betriebsverpflegung

Fall-Kontroll-Studien haben ergeben, dass ein Zusammenhang zwischen der Ernährung des Menschen und dem Auftreten bestimmter Krankheitsbilder, wie z.b. Herz-Kreislauf-Erkrankungen, Diabetes mellitus, bestimmten Krebsarten und Erkrankungen des Verdauungssystems, besteht. „Sowohl die Prävalenz als auch die Inzidenz (...) [dieser] Erkrankungen sind in der Vergangenheit in der Bundesrepublik Deutschland stark angestiegen und eine weitere Zunahme wird prognostiziert." Somit besteht im betrieblichen Setting auch für den Risikofaktor der falschen Ernährung ein Handlungsbedarf seitens der Krankenkassen nach § 20 Abs. 2 SGB V. [19]

---

[16] vgl. BKK Bundesverband, 2006, S. 12
[17] vgl. BKK Bundesverband, 2006, S. 80
[18] vgl. Spitzenverbände der Krankenkassen, 2006, S. 51 f
[19] vgl. Boeing/Walter, 2003, S. 151

Dabei soll allerdings nicht nur darauf geachtet werden, dass in den betrieblichen Versorgungseinrichtungen eine nährstoffreiche Verpflegung angeboten wird, auch Faktoren wie z.b. die Zubereitung des Essens, die Umgebung und Entfernung der Einrichtung sowie die Preisgestaltung müssen beachtet werden, um die Beschäftigten mit einer gesunden Verpflegung zu erreichen und davon zu überzeugen. Um jedoch diese Akzeptanz bei den Mitarbeitern überhaupt zu erreichen, müssen weitere Grundvoraussetzungen erfüllt werden. So sollte zu allererst die aktuelle Versorgungssituation in der Firma analysiert werden und die Ernährung an den Empfehlungen der Deutschen Gesellschaft für Ernährung (DGE) ausgerichtet werden. Hierzu soll – falls erforderlich – das Verpflegungspersonal weitergebildet werden. Zudem muss auch auf die besonderen Personalgruppen und -situationen geachtet werden und z.b. religionstypische oder diabetikergerechte Kost zur Verfügung gestellt werden. Eine Nahrungsaufnahme sollte zu verschiedenen Zeiten und gegebenenfalls an verschiedenen Orten möglich sein um auch Mitarbeiter in der Nachtschicht oder an dezentralen Orten versorgen zu können. Abwechslung durch Aktionswochen etc. und eine breite Auswahl an Menus erhöhen die Teilnahme der Beschäftigten an der vom Betrieb angebotenen Verpflegung. [20]

Psychosoziale Belastungen

In den letzten Jahren wird sowohl von den Betrieben, als auch von den Arbeitnehmern die Frage zur Entstehung und Bewältigung von Stress immer wichtiger bewertet, da dieser beim Beschäftigten zu psychosomatischen Erkrankungen und somit zu mehr Fehltagen führen kann. Die Bedingung für das Auftreten von arbeitsbezogenem Stress ist eine zu hohe psychische Belastung und Beanspruchung am Arbeitsplatz. [21] Dafür sind Fehler in der betrieblichen Arbeitsorganisation und der Führung der Mitarbeiter verantwortlich, die beim Angestellten z.B. ein Gefühl von Zeit- oder Leistungsdruck oder mangelnder Unterstützung und Anerkennung durch den Betrieb vermittelt, oder dem Beschäftigten in seinen Aufgaben nur wenige Entscheidungsspielräume lässt. Andererseits kann auch eine Arbeit selbst eine

---

[20] vgl. Spitzenverbände der Krankenkassen, 2006, S. 52 f
[21] vgl. Berufsgenossenschaft für Gesundheitsdienst und Wohlfahrtspflege, 2006, S. 6 ff

zu hohe Verantwortung für den Arbeitnehmer mit sich bringen, wobei hier der Stress durch eine Tätigkeit und Aufgabe ausgelöst wird, deren Bewältigung sich der Angestellte nicht in der Lage sieht. [22]

An diesen Stressoren sollte nach Empfehlung des Leitfadens nun sowohl zielgruppenspezifisch, als auch zielgruppenunspezifisch angesetzt werden, um den Mitarbeitern Maßnahmen zum richtigen Umgang mit Stressfaktoren und zur besseren Verarbeitung selbiger anbieten zu können - mit dem Ziel, körperliche und psychische Gesundheitsbeeinträchtigungen zu vermeiden oder zu verringern. Des Weiteren „(…) sollten betriebliche Stressmanagement-Interventionen [grundsätzlich] sowohl an individuellen als auch an organisa-tionsbezogenen Faktoren ansetzen", was durch drei – sich in den spezifischen Zielen unterscheidenden – Methoden erfolgen kann: das instrumentelle, kognitive und palliativ-regenerative Stressmanagement. Beim instrumentellen Stressmanagement soll durch Umgestaltung des Arbeitsplatzes, der Tätigkeitsabläufe und durch Hinzuziehung außerbetrieblicher Fachkräfte direkt an den Stressoren angesetzt werden, um diese dadurch zu reduzieren oder komplett auszuschalten.

Das kognitive Stressmanagement hat einen individuellen Bezug und konzentriert sich „auf eine Änderung eigener Merkmale in Form von persön-lichen Motiven, Einstellungen und Bewertungen. (…) Diese bewusst zu machen, kritisch zu reflektieren und in stressvermindernde Bewertungen zu transformieren, ist das Ziel kognitiver Interventionsansätze der Stress-bewältigung."

Das palliativ-regenerative Stressmanagement hat zum Ziel, durch Stress ausgelöste körperliche und psychische Reaktionen zu kontrollieren, indem z.B. regelmäßige Entspannungsmaßnahmen ergriffen werden. [23]

Gesundheitsgerechte Mitarbeiterführung

Wenn sich ein Beschäftigter leicht krank fühlt, muss er sich nicht auch zwangsläufig im Betrieb krankmelden. Der wichtigste Faktor für die Entscheidung, der Arbeit fernzubleiben, ist die Motivation des Mitarbeiters. An

---

[22] vgl. Gemeinschaftsinitiative Gesünder Arbeiten e.V., o.J., S. 1
[23] vgl. Spitzenverbände der Krankenkassen, 2006, S. 54 ff

diesem Punkt sollen Führungskräfte ansetzen, den Arbeitnehmer zu Tätigkeiten mit einem höheren Kontroll- und Entscheidungsspielraum einzuteilen und ihm so die Möglichkeit geben, sich in der Arbeit besser zu entfalten. Studien haben gezeigt, dass dies eine Voraussetzung für die individuelle Gesundheit ist. Eine für den Beschäftigten abwechslungsreiche, inhaltlich interessante und verantwortungsvolle Aufgabe steigert das Wohlbefinden am Arbeitsplatz und vermittelt das Gefühl, im Betrieb eine wertvolle und unverzichtbare Position inne zu haben. „Der Dreh- und Angelpunkt für die Arbeitsmotivation ist das Ausmaß der Gestaltbarkeit und Beeinflussbarkeit der Arbeitsabläufe und deren Durchschaubarkeit, Verstehbarkeit und sinnvolle Perspektive für die eigene persönliche Lebenslage. Kann die Motivation erhöht werden, sinken die Fehlzeiten."[24]

Somit besteht insbesondere für Führungskräfte mit einem erhöhten Fehlzeitenstand unter seinen zu betreuenden Beschäftigten, die Aufgabe, einen gesundheitsgerechten Führungsstil zu entwickeln. Dabei soll seitens der Führungskraft ein Sinn für physiologische und psychische Fehlbelastungen entstehen, wozu idealerweise gleichzeitig die Fähigkeit entwickelt wird, Strategien zu entwerfen, die das Wohlbefinden des Mitarbeiters fördern. Das Trainieren der Soft Skills soll dazu beitragen, mittels Kommunikation mit belasteten Arbeitnehmern oder Konfliktsituationen im Betrieb umgehen zu können und so zu einem positiven Arbeitsklima beizutragen.[25]

Suchtmittelkonsum

Aus den Anforderungen der Arbeitswelt kann sich unter Umständen auch ein Suchtmittelverhalten beim Arbeitnehmer entwickeln. Insofern sich der Beschäftigte nicht in der Lage sieht, die alltäglichen psychosozialen Belastungen zu ertragen, steigt die Gefahr eines gesundheitsschädlichen Verhaltens durch z.B. Rauchen oder Alkoholmissbrauch. Dies soll der Bewältigung der als zu hoch empfundenen Anforderungen dienen. Hierbei spielen u.a. auch das Einkommen, sowie der berufliche und soziale Status eine Rolle. Je höher diese Faktoren eingestuft werden, desto wahrscheinlicher ist

---

[24] vgl. Hurrelmann, 2003, S. 164 f
[25] vgl. Spitzenverbände der Krankenkassen, 2006, S. 59 f

eine gesundheitsförderliche Lebensweise. [26] Mit den Präventionsprinzipien „Punktnüchternheit" (Null Promille am Arbeitsplatz) und „Rauchfrei im Betrieb" setzen die Krankenkassen an den am weitest verbreiteten Suchtmittelstoffen Alkohol und Nikotin an.

Alkohol stört sowohl durch Missbrauch innerhalb der Arbeitszeit, als auch durch die Folgen eines starken privaten Konsums das Betriebsklima und kann zu Unfällen, verminderter Leistungsfähigkeit sowie höheren Fehlzeiten führen. Hier soll durch primäre und sekundäre Prävention eine Sensibilisierung für die Nachteile des Missbrauchs bei der Belegschaft und den Führungskräften herausentwickelt werden. Durch Informationsvermittlung und Beratungs-strukturen im Betrieb soll der Suchtmittelkonsum mit all seinen ökonomischen und sozialen Konsequenzen reduziert oder verhindert werden. Idealerweise wird hierbei eine komplett alkoholfreie betriebliche Kultur geschaffen, indem z.B. keine alkoholischen Getränke, bzw. attraktive alkoholfreie Alternativen in den Verpflegungseinrichtungen angeboten werden.

Durch den § 5 der Arbeitsstättenverordnung wird der Nichtraucherschutz rechtlich festgelegt. Hier wird dem Arbeitnehmer ein Recht auf einen rauchfreien Arbeitsplatz eingeräumt, das dem Schutz der Gesundheit des Nichtrauchers Vorrang gegenüber der Suchtbefriedigung des Rauchers zuspricht. Die Maßnahmen der Krankenkassen zielen auf eine Verringerung des Nikotinkonsums ab und wollen Nichtraucher weiter vor den Risiken des Passivrauchens schützen. Auch hierzu sollen z.B. rauchende Mitarbeiter motiviert werden, den Tabakkonsum aufzugeben, indem Informations- und Beratungskampagnen gestartet werden, die Vorbildfunktion des Führungspersonals gestärkt, ein generelles Rauchverbot im Betrieb ausgesprochen und der Zigarettenverkauf eingeschränkt wird. [27]

---

[26] vgl. Troschke, 2006, S. 544
[27] vgl. Spitzenverbände der Krankenkassen, 2006, S. 61 ff

5. Empirische Ergebnisse bei der Umsetzung des § 20 SGB V

5.1 Ergebnisse Allgemein

Die Spitzenverbände der Krankenkassen veröffentlichen in Kooperation mit dem Medizinischen Dienst jährlich eine Dokumentation über die Leistungen der GKV in der Primärprävention und der Betrieblichen Gesundheitsförderung. Dazu wurde „ein Dokumentationsverfahren zur bundesweit einheitlichen, krankenkassenübergreifenden Berichterstattung (…) entwickelt. Die Ergebnisse der Kalenderjahre werden miteinander verglichen um Entwicklungen und Trends aufzuzeigen. Demnach lag die Summe „der über Präventionsleistungen erreichten Personen bei nahezu 3,8 Millionen". [28] 70.477.283 Bundesbürger waren in 2005 gesetzlich krankenversichert. Die Ausgaben der GKV in dem Bereich Primärprävention und Gesundheitsförderung sind seit der Wiedereinführung des Paragraphen von 43,1 Mio. Euro auf 179,9 Mio. Euro gestiegen. Das Ausgabensoll von 2,70 EUR pro Versicherten im Jahr 2005 wurde allerdings nicht voll ausgeschöpft. Dividiert man die Ausgaben für primärpräventive Leistungen durch die Zahl der Teilnehmer so lagen die Ausgaben pro Teilnehmer bei rund 50 Euro.

5.2 Ergebnisse – Individueller Ansatz

Im Abschnitt des Individuellen Ansatzes sind die Zahl der Kursteilnahmen, die Inanspruchnahme der Kurse nach Handlungsfeldern, die Kursanbieter sowie die Kursteilnahme nach Alter und Geschlecht dokumentiert.

Inanspruchnahme allgemein

1,2 Mio. Versicherte haben im Berichtsjahr 2005 primärpräventive Kurs- und Seminarangebote nach dem Individuellen Ansatz wahrgenommen, das entspricht einem Anteil von 1,7% aller GKV-Versicherten. Die meisten dieser Versicherten verfügen bereits über ein gewisses Gesundheitsbewusstsein und haben eine entsprechende Motivation. Seit der Ersterhebung 2002 ist die

---

[28] vgl. Medizinischer Dienst der Spitzenverbände der Krankenkassen, 2007, S. 5

Anzahl der Kursteilnehmer kontinuierlich um 230 Prozentpunkte angestiegen. Allerdings lässt sich aus der Dokumentation 2005 nicht ersehen, wie die Verteilung nach Sozialstatus der Teilnehmer zustande kam. In den vorgehenden Dokumentationen ließ sich dies nach dem so genannten „Härtefallparagraphen", § 61 SGB V einteilen. Nach diesem Paragraphen wurden Personen mit niedrigen Einkommen von Zuzahlungen bei Arznei-, Heil- und Hilfsmitteln befreit. Der Paragraph wurde nach Einführung des Gesundheitsmodernisierungsgesetzes 2003 gestrichen - ein alternativer Sozialindikator wird derzeit von den Kassen geprüft. Die Ergebnisse aus den Berichtsjahren 2002 und 2003 zeigten jedoch auf, dass Versicherte mit einer Härtefallbefreiung Kursangebote sehr selten wahrnahmen. Der Anteil betrug 2003 gerade mal rund 6 %. [29]

Inanspruchnahme nach Handlungsfeldern

In den meisten Handlungsfeldern ist die Teilnehmerzahl gestiegen. Wobei hier das Handlungsfeld „Bewegung" mit insgesamt 71,8 % der gesamten Kursteilnehmer hervorsticht. Der Anteil der Teilnehmer an ernährungsbezogenen Kursen hat im Vergleich dazu abgenommen (11,7%). Maßnahmen zur Stressreduzierung sind mit 15,6% konstant geblieben. Veranstaltungen zum „Umgang mit Genussmitteln" wurden von 0,9% aller Fälle wahrgenommen.

Leistungsanbieter

Über die Hälfte (54%) der Maßnahmen wurden von externen Anbietern angeboten. Wobei hier der Anteil im Handlungsfeld „Bewegung" und „Stress- reduktion/Entspannung" besonders hoch war. „Dem folgten Kursangebote der eigenen Krankenkasse (29%), die vorwiegend Ernährungskurse durchführten, und Angebote von Kooperationspartnern der eigenen Krankenkasse (15%)". Kurse von fremden Krankenkassen wurden sehr selten besucht (2,3%). Im Bereich Genuss-/Suchtmittelkonsum gab es keinen Unterschied zwischen den Leistungsanbietern, externen Anbietern und der eigenen Krankenkasse.

---

[29] vgl. Medizinischer Dienst der Spitzenverbände der Krankenkassen, o.J., S. 17

20

<u>Geschlecht und Alter</u>

77% der Kursteilnehmer waren Frauen. Der Anteil der weiblichen Teilnehmer überwiegt in jeder Altergruppe. In der Gruppe der „bis 14 jährigen" war der Anteil der männlichen Kursteilnehmer jedoch vergleichsweise hoch (46%). Dies wird in der Dokumentation durch den elterlichen Einfluss erklärt. Ebenso wurde hier die Anzahl der Kursteilnehmer der Anzahl der GKV-Versicherten nach Altersgruppen gegenübergestellt. Der Vergleich zeigt, dass Jüngere Versicherte (bis 29 Jahre) und die ab 60-jährigen unterrepräsentiert waren. Am stärksten war bei den primärpräventiven Kursen die Altersgruppe 40 – 49 Jahre vertreten (26,3%). Wobei ungeachtet der Altersstruktur der GKV-Versicherten, die über 60-jährigen den zweitgrößten Anteil an Kursen nach dem Individuellen Ansatz einnahmen.

Schaut man sich die von einer Altersgruppe bevorzugten Kursinhalte an, so stellt man fest, dass das Interesse an Bewegungskursen mit dem Alter stetig ansteigt. Die über 60-jährigen sind hier besonders stark vertreten. Im Gegensatz dazu nahmen junge Teilnehmer Kurse zur Stressbewältigung bzw. Entspannung eher wahr. Das Interesse an solchen Kursen nimmt anscheinend mit dem Alter ab. Angebote im Handlungsfeld Ernährung wurden im Vergleich von 20 – 39-jährigen bevorzugt wahrgenommen, ebenso Kurse zum verantwortlichen Umgang mit Genuss- und Suchtmitteln. Dabei war der Männeranteil mit durchschnittlich 45% vergleichsweise hoch.

Zu den einzelnen Präventionsprinzipien findet man in der Dokumentation des Individuellen Ansatzes nur spärliche Angaben darüber, wie die prozentuale Verteilung der Prinzipien in den Handlungsfeldern Bewegung und Ernährung ist. Die Verteilung bei den Bewegungskursen ist fast ausgeglichen. 57% der Fälle fielen unter das Präventionsprinzip „Vorbeugung und Reduzierung spezieller gesundheitlicher Risiken durch verhaltens- und gesundheitsorientierte Bewegungsprogramme" und 43% unter „Reduzierung von Bewegungsmangel durch gesundheitssportliche Aktivitäten". „Bei den Ernährungskursen nahmen 31% der Kursteilnehmer Kurse zur „Vermeidung von Mangel- und Fehlernährung" und 69% zur „Vermeidung/Reduktion von Übergewicht" wahr".

Zu den Ausgaben in den einzelnen Handlungsfeldern werden keine Angaben gemacht. So dass eine Kosten-Nutzen-Analyse nicht möglich ist bzw. nicht veröffentlicht wird.

Die steigende Teilnehmerzahl an primärpräventiven Angeboten nach dem Individuellen Ansatz zeigt, dass die Krankenkassen ihre Leistungen in dem Bereich enorm ausbauen konnten und wahrscheinlich in Zukunft ausbauen müssen. Die jährliche Dokumentation gibt hier eine gute Grundlage, nach welchen Trends sich die Kassen richten sollten. Nach dem Fazit der Dokumentation 2005 eignen sich für die unterrepräsentierten Gruppen wie die ab 60-jährigen und die sozial Schwachen eher der Zugangsweg über den nichtbetrieblichen Settingansatz bzw. die Betriebliche Gesundheitsförderung.

5.3 Ergebnisse – Betriebliche Gesundheitsförderung

Die Dokumentation zum Bereich BGF „erfasst ... alle durch die Krankenkassen gemeldeten Aktivitäten zur BGF sowie Einzelaktionen und liefert damit einen „Überblick über das bundesweite Leistungsgeschehen". Diese Aktivitäten sind von den Krankenkassen selbst durchgeführt, oder fachlich bzw. finanziell unterstützt worden. Eine solche Dokumentation erfolgt durch einen durch die SpiK erstellten, einheitlichen Dokumentationsbogen. Pro Projekt soll ein Bogen ausgefüllt werden. Dabei kann das Projekt bereits abgeschlossen sein oder noch laufen. Der Dokumentationsbogen ist unterteilt in allgemeine Daten, bei denen der Wirtschaftszweig, die Anzahl der Beschäftigten, der Frauenanteil, Start und Laufzeit der gesundheitsfördernden Aktivitäten abgefragt wird, sowie in schwerpunktmäßige Zielgruppe, außerbetriebliche Kooperationspartner, Koordination und Steuerung, Bedarfsermittlung, Intervention und Erfolgskontrolle. Allerdings sind die Bögen nicht in allen Fällen vollständig ausgefüllt. Die Anzahl der zu Grunde liegenden Dokumentationsbögen ist somit bei den einzelnen abgefragten Angaben unterschiedlich. Im Folgenden werden die Ergebnisse des Gesamtdatensatzes vorgestellt.

Insgesamt wurden für das Jahr 2005 2.531 Dokumentationsbögen ausgewertet, damit wurden etwas weniger Projekte gemeldet als 2004 (-1,2%). Die Ausgaben für BGF sind gegenüber 2004 jedoch um 7 % auf 27,7 Mio. Euro angestiegen.

Laufzeit

Die meisten der BGF-Aktivitäten liefen über ein Jahr (38,4 %). Dem folgten Maßnahmen, die bis 3 Monate dauerten (30,2 %). Dieser Trend zu „auf Ganzheitlichkeit und Nachhaltigkeit ausgerichtete Maßnahmen" war bereits 2004 zu erkennen. Im Durchschnitt betrug die Gesamtlaufzeit für Maßnahmen der BGF 19 Monate und stieg damit um 3 Monate zum Vorjahr an. Langfristig angelegte Maßnahmen sind zu begrüßen, da diese meist „auf eine feste Implementierung von Gesundheitsförderung in den Betrieb" abzielen. [30]

Branchen

Die Inanspruchnahme der BGF-Maßnahmen in bestimmten Branchen wurde mit den bundesweiten Anteilen der Betriebe nach Wirtschaftabteilung verglichen.

45 % der Maßnahmen wurden im „verarbeitenden Gewerbe" durchgeführt. Der bundesweite Anteil der Betriebe in dieser Branche liegt bei 11 %. Hier wird „häufig körperlich schwere Arbeit ausgeübt" und es bestehen „oft größere Unfallgefahren", weswegen ein hoher BGF-Bedarf in dieser Branche existiert. Die übrigen Branchen lagen bei 8 – 11 %. „Betriebe aus den Branchen „... Dienstleistungen" und dem „Handel..." waren im Bundesvergleich eher unterrepräsentiert. Bei diesen Sektoren besteht nach wie vor ein großes Potenzial für die Intensivierung von BGF".

Betriebsgröße

39 % der Maßnahmen wurden in Betrieben mit einer Beschäftigtenzahl von 100 bis 499 Mitarbeitern durchgeführt, dem folgten kleinere Betriebe mit bis zu 49 Beschäftigten (31 %). Am wenigsten wurden BGF-Maßnahmen in großen Betrieben ab 1.500 Mitarbeitern (5.4 %) gemeldet.

---

[30] vgl. Medizinischer Dienst der Spitzenverbände der Krankenkassen, 2007, S. 60 ff

Dass die meisten Maßnahmen in Betrieben mit mehr als 100 Mitarbeitern durchgeführt werden (rund 60 %), lässt sich durch die „günstigeren Strukturverhältnisse in größeren Unternehmen" erklären, außerdem ist der Aufwand für BGF im Vergleich zu Kleinbetrieben nicht so hoch und es werden mehr Personen direkt erreicht, nach Schätzungen ca. 393.600. Insgesamt wurden etwa 419.000 Personen direkt und weitere 187.000 Personen indirekt durch gesundheitsfördernde Maßnahmen erreicht. Die geschätzte Personenzahl war im Jahr 2005 fast 70.000 Personen weniger als im Vorjahr.

Schwerpunktmäßige Ziele

60 % der angebotenen BGF-Maßnahmen waren auf alle Beschäftigten in einem Betrieb ausgerichtet, dies galt besonders für kleinere Betriebe. In größeren Betrieben wurden häufiger bestimmte Zielgruppen angesprochen. Bei den Zielgruppen waren auch Mehrfachnennungen möglich. Die Spitze führen „mit Gesundheitsgefährdung belastete Gruppen" (48,2 %) und Mitarbeiter der Produktion (42,7 %) - diese Personenkreise verrichten vorwiegend körperliche Arbeit und sind stärker körperlicher und gesundheitlicher Belastung ausgesetzt. Dem folgt die obere Führungsebene (35,7 %), die oft eine Entscheider- und Multiplikatorenfunktion hat. Am geringsten war der Anteil bei Frauen (17,9 %), älteren Arbeitnehmern (9,8 %) und ausländischen Arbeitnehmern (9,6 %). Im Durchschnitt waren die Aktivitäten auf drei Zielgruppen gleichzeitig ausgerichtet. In Anbetracht der Heraufsetzung des Renteneintrittsalters wird eine Ausrichtung der Maßnahmen auf ältere Arbeitnehmer empfohlen. [31]

Inhaltliche Ausrichtung der Interventionen

Am häufigsten waren Interventionen nach dem Handlungsfeld „Reduktion körperlicher Belastung" ausgerichtet (77,1 %). Dem folgten gesundheitsgerechte Mitarbeiterführung (34,9 %), Stressmanagement (32,7 %), gesundheitsgerechte Gemeinschaftsverpflegung (30,4 %), sowie Genuss- und Suchtmittel (22, 7 %) auf dem letzten Platz. Demnach standen „nach körperlicher Belastungen psychosoziale Belastungen im Vordergrund".

---

[31] vgl. Medizinischer Dienst der Spitzenverbände der Krankenkassen, 2007, S. 64 ff

Dieser Trend wird durch die Beobachtung unterstützt, dass „Arbeitsun-
fähigkeitstage infolge körperlicher Erkrankungen abnehmen ... (und) AU-Tage
wegen psychischer Störungen deutlich zunehmen". Interventionen zum
Genuss- und Suchtmittelkonsum sind zwar nach wie vor auf dem letzten Platz,
jedoch ist eine stete Zunahme der Maßnahmen im Vergleich zu den Vorjahren
zu erkennen. 2002 lag der Anteil noch bei 13 %. Über die Hälfte der
angebotenen Aktivitäten waren verhaltens- und verhältnisbezogen. 30 % waren
nur verhaltensbezogen und knapp 15 % verhältnisbezogen. Häufig angewandte
Methoden für die Durchführung von BGF-Aktivitäten waren
Gruppenschulungen, arbeitsplatzbezogene praktische Anleitung, individuelle
Beratung und Vortrag/Tagung. [32]

---

[32] vgl. Medizinischer Dienst der Spitzenverbände der Krankenkassen, 2007, S. 71 ff

6. Diskussion

6.1 Kritische Stimmen

1996 wurde die allgemeine und betriebliche Gesundheitsförderung unter dem damaligen Gesundheitsminister Horst Seehofer aus den Leistungen der GKV gestrichen. Primärprävention wurde vorwiegend als Marketingaktivität der einzelnen Kasse zur Stärkung des Wettbewerbs eingesetzt. Weitere Gründe waren „eine mangelnde epidemiologische Fundierung, eine fehlende Zielgruppenspezifität, eine konzeptionelle Mittelstandsorientierung, die vorrangige Inanspruchnahme durch bereits gesundheitsbewusste Versicherte" der Maßnahmen. [33] Nach dem Gesundheitsmodernisierungsgesetz im Jahr 2000 wurde der § 20 neu gestaltet wieder in das Sozialgesetzbuch V aufgenommen und Gesundheitsförderung und Prävention wieder eine Aufgabe der gesetzlichen Krankenversicherung. Um eine o. g. Fehlentwicklung auszuschließen, hatte die Regierungskoalition ein relativ niedriges Budget für primärpräventive Maßnahmen, einheitliche und verbindliche Qualitätskriterien, gemeinsame Handlungsfelder und sozial Benachteiligte als Zielgruppe vorgegeben. Der Mitnahmeeffekt einer ohnehin gesundheitsbewussten Mittelschicht sollte dadurch verringert werden. Kritisiert werden hier zum einen die stark begrenzten finanziellen Mittel mit anfangs weniger als 1 % der Leistungsausgaben in der GKV, weswegen „ein Paradigmenwechsel in der Gesundheitspolitik (...) im Sinne von Prävention und Gesundheitsförderung vor Kuration" mit diesen Mitteln nicht möglich sei. Zudem wurde „die Chance auf eine echte Neuausrichtung des Gesundheitssystems (...) nicht wahrgenommen". [34] Die Ausgaben lagen 1995 bei über 1 Mrd. DM, nach der Wiedereinführung 2000 waren es 400 Mio. DM. [35] Zum anderen werden die reduzierten Qualitätsvorgaben bemängelt: „gestrichen wurden u. a.: Qualitätssicherung, Dokumentations- und Veröffentlichungspflicht, Prüfung der Wirksamkeit und Wirtschaftlichkeit". [36]

---

[33] vgl. Walter/Schwartz/Dierks, 2001, S. 81
[34] vgl. Bellwinkel, 2000, S. 301f
[35] vgl. Rosenbrock 2001, S. 22
[36] vgl. Bellwinkel 2000, S. 301

Diese Komponenten wurden aber im einheitlichen Leitfaden berücksichtigt. Allerdings ist dieser Leitfaden nur eine Empfehlung und nicht gesetzlich bindend. Eine Verpflichtung zur Evaluation besteht nicht.

Nach Rosenbrock „kann dieses Papier keine Begeisterung auslösen", die Umsetzung müsse aufmerksam kontrolliert und der Leitfaden kreativ weiterentwickelt werden. Wobei der Leitfaden in seiner Präambel verspricht: „Die Spitzenverbände der Krankenkassen werden den Leitfaden unter Beteiligung von unabhängigen Sachverstand kontinuierlich an neue Erkenntnisse sowie an die in der Praxis gewonnen Erfahrungen anpassen". Dass dieses Versprechen berücksichtigt wird, zeigt die Überarbeitung des Leitfadens im Jahr 2003 im Handlungsfeld „Bewegung" und 2006 in den Handlungsfeldern „Stressbewältigung/Entspannung" und „Suchtmittelkonsum". Des Weiteren kritisiert Rosenbrock, dass „das zentrale Anliegen des neuen § 20 SGB V, die Verringerung sozialer Ungleichheit von Gesundheitschancen" in der Präambel des Leitfadens betont wird, „im weiteren, praktisch wichtigen Text dagegen kaum noch". Auch bei den definierten Zielgruppen in den Handlungsfeldern wird dies nicht mehr erwähnt. Bei den Anbieterqualifikationen sei „von besonderen Qualifikationen im Hinblick auf den Umgang mit den vom Gesetz angestrebten Zielgruppen (...) in keinem Fall die Rede". Die Praxis zeigt, dass überwiegend Teilnehmer aus besser situierten Lebenslagen die Maßnahmen nach dem Individuellen Ansatz in Anspruch nehmen, außerdem ist die „langfristige Wirksamkeit solcher verhaltensorientierten Gruppenberatung (...) in der Wissenschaft nach wie vor umstritten". [37] Ziel des Individuellen Ansatzes ist, dass die Kursteilnehmer die neu erlernten Verhaltensweisen und Techniken in den Alltag übertragen. Problematisch ist hier, dass dies in meist unveränderten Lebensverhältnissen geschehen soll. Gerade bei sozial Schwächeren sind die Chancen dazu ungünstig. Der Leitfaden greift dem vor, indem immer wieder betont wird, dass Setting-Ansätze besser geeignet sind, um sozial Schwache zu erreichen.

---

[37] vgl. Rosenbrock 2001, S. 25f

Bei der Umsetzung des § 20 Abs. 2 SGB V zur betrieblichen Gesundheitsförderung wird lobend herausgestellt, dass „Modelle der betrieblichen
Gesundheitsförderung (…) in den vergangenen Jahren vielfach Vorzeige-
beispiele erfolgreicher Primärprävention [waren], in denen auch Beiträge zur
Verminderung gesundheitlicher Chancenungleichheit geleistet wurden." So
konnte durch verschiedene Befragungs- und Datenerhebungsmethoden
ermittelt werden dass die Beschäftigten, die durch ihre Arbeit am höchsten
belastet werden und zugleich in der unteren Betriebshierarchie angesiedelt
werden, als vordringliche Zielgruppe zu behandeln sind. [38]

Es ist allerdings notwendig, dass bei Betrieben, die Mitglieder von mehreren
Krankenkassen stellen, bei Selbigen auch eine kassenübergreifende
Zusammenarbeit stattfindet, damit die relevanten Daten zu den Beschäftigten
und des Betriebes korrekt dokumentiert und verarbeitet werden können. Laut
Bellwinkel sollte es in einem solchen Fall dem Unternehmen überlassen bleiben
„eine Krankenkasse als Vertreter für diesen Sozialversicherungszweig auszu-
wählen". Aufgrund ihrer großen Erfahrung und bewährten Maßnahmen im
Bereich der BGF übernimmt dies idealerweise eine Betriebskrankenkasse. Als
positiv benennt er auch das Zurückgreifen auf einen Qualitätskatalog, der klare
Voraussetzungen zur sinnvollen und wirtschaftlich vertretbaren Zusammenarbeit der GKV mit den Betrieben angibt. So sollen z.B. Mitarbeiter bzw. deren
Vertreter an Entscheidungen in Gesundheitsfragen beteiligt werden, im Betrieb
soll eine Unternehmensleitlinie zur Gesundheitsförderung existieren,
Ergebnisse dokumentiert und frei zugänglich sein, etc. [39]

Die Gesundheitsförderung nach § 20 SGB V leistet neben der medizinischen
Prävention durch ihren Ansatz an Veränderung von Lebensweisen und
Verhalten eine große Möglichkeit zur Verminderung von Krankheiten und einer
Verbesserung der Lebensqualität. Prävention sollte aber nicht als alleinige
Aufgabe der Krankenkassen begriffen werden, vielmehr müssen sich hier alle
gesellschaftlichen Institutionen beteiligen.

---

[38] vgl. Rosenbrock, 2001, S. 26
[39] vgl. Bellwinkel, 2000, S. 306

Rosenbrock sieht mit der eindeutigen Aufgabestellung des § 20 SGB V sozial bedingte Ungleichheiten zu vermindern eine Innovation im Krankenkassenrecht.[40]

6.2 Eigene Ansichten

Die Ergebnisse zu der Umsetzung des § 20 SGB V durch die GKV haben uns aufgezeigt, dass die Inanspruchnahme der angebotenen Leistungen durch die Versicherten eher gering ist. Obwohl die Anzahl der Kursteilnehmer stetig ansteigt, müssen wir feststellen, dass z.b. beim individuellen Ansatz ein Partizipationsanteil von 1,7% recht wenig ist. Somit stellte sich für uns die Frage, ob ein solches Angebot an präventiven Maßnahmen durch die GKV in diesem Bereich überhaupt rentabel ist, wenn der Großteil der Versicherten trotz steigender Teilnahmezahlen weiterhin unerreicht bleibt. Im Vergleich zu den Teilnehmerzahlen sind die Ausgaben im Bereich des Individuellen Ansatzes auch sehr hoch. Sie betragen fast das Sechsfache der BGF-Ausgaben. Bedenkt man z.b., dass 35% der Bevölkerung Tabak konsumieren, so sind die Ergebnisse im Handlungsfeld Sucht eher enttäuschend. Zwar liegt die Hauptaufgabe zur Suchtprävention nicht nur bei den Krankenkassen, sondern wird auch von anderen öffentlichen Stellen wie z.B. der BzgA bearbeitet, dennoch besteht hier ein erhöhter Handlungsbedarf. Zudem hat es uns überrascht, dass auch die Zahlen im Bereich Ernährung zurückgegangen sind. Gerade durch die aktuelle Debatte um eine immer übergewichtiger werdende deutsche Bevölkerung und erhöhte Beitragssätze für Selbige hätten wir in diesem Handlungsfeld einen großen Anstieg an Teilnehmern erwartet. Positiv ist in diesem Zusammenhang allerdings zu erwähnen, dass die von der GKV angebotenen Maßnahmen im Handlungsfeld Bewegung sowohl beim individuellen Ansatz, als auch im Rahmen der betrieblichen Gesundheitsförderung am häufigsten wahrgenommen wurden. Aufgrund des steigenden Bewegungsmangels innerhalb der deutschen Bevölkerung, ist dieser Trend sehr zu begrüßen.

---

[40] vgl. Rosenbrock 2001, S. 24

Nach unserer Meinung kann der Individuelle Ansatz der Hauptintention des §
20 Abs. 1 SGB V, „Leistungen zur Primärprävention (...) [und] insbesondere
einen Beitrag zur Verminderung sozial bedingter Ungleichheiten von
Gesundheitschancen [zu] erbringen", nicht gerecht werden. Dies zeigt der
geringe Teilnehmeranteil an sozial Schwachen deutlich. Leider gibt es in der
aktuellen Dokumentation keinen Indikator für den sozialen Status der
Teilnehmer. Die Krankenkassen sollten sich hier bald auf ein Kennzeichen
einigen und ihre Marketingstrategien im Bereich des Individuellen Ansatzes
ändern, damit auch sozial Schwächere von den gesundheitsfördernden
Leistungen profitieren können.

Der Frauenanteil liegt in den angebotenen Kursen mit 77% sehr hoch,
allerdings sind ältere Menschen und Personen mit einem geringeren Einkommen stark unterrepräsentiert. Dies ist bei der betrieblichen Gesundheitsförderung nahezu umgekehrt der Fall. Frauen werden hier seltener erreicht,
sozial Schwächere jedoch häufiger, was wir uns durch zielgruppenspezifischer
angebotene Maßnahmen erklären. So sind die Angebote z.B. besonders in
Arbeitsstätten mit körperlich belastenden Arbeitsabläufen gefordert, für welche
Frauen schon aus physiologischen Gründen unqualifizierter sind. Auch arbeiten
in diesem Betrieb eher Angestellte mit einem geringeren (Aus-)Bildungsniveau,
was einen Einfluss auf den Sozial- und Einkommensstatus hat. So können
durch BGF-Maßnahmen gezielt einzelne Risikogruppen erreicht werden.
Jedoch ergibt sich nach unserer Meinung und unter Beachtung der Ergebnisse
der betrieblichen Gesundheitsförderung auch die Anforderung an die GKV, die
Menschen weiterhin vor Risiken aus der Arbeitswelt zu schützen und
gesundheitsfördernde Ressourcen herauszuarbeiten. Allerdings sollte dies nicht
nur im Sinne des Arbeitnehmers selbst, sondern auch für die Unternehmen und
die versorgenden Institutionen ein wichtiger Aspekt sein, da von einem
gesunden Arbeitnehmer alle Beteiligten profitieren. Es sollte möglichst
vermieden werden, dass ausgewählte Maßnahmen nur in Betrieben ab einer
bestimmten Größe angeboten werden. Hier muss die Zusammenarbeit der GKV
mit Unfallversicherungsträgern weiter entwickelt und besser eingespielt werden,
um eine gleichartige Gesundheitsförderung für identische Arbeitnehmer-
positionen und Arbeitsabläufe sicherzustellen.

Die Dokumentation der gesundheitsfördernden Maßnahmen nach § 20 SGB V lässt Fragen offen. Auf die im Leitfaden beschriebenen Kriterien Bedarf, Wirksamkeit, Zielgruppe, Ziel, Inhalt, Methodik und Anbieterqualifikation wird in der Dokumentation genauso wenig eingegangen, wie auf die finanziellen Ausgaben in den einzelnen Handlungsfeldern. Somit ist eine Kosten-Nutzen-Analyse nicht möglich bzw. kann nicht veröffentlicht werden.

Als Fazit können wir die gesundheitsfördernden Angebote und Maßnahmen der GKV generell als positiv bewerten, kommen allerdings zu der Erkenntnis dass weiter ein starker Ausbau- und Handlungsbedarf in allen Bereichen bleibt. Zu viele Menschen bleiben von diesen Angeboten unerreicht. Hier könnten Aufklärungs- und Informationskampagnen seitens der GKV helfen, den Menschen die Methoden und Ziele der Gesundheitsförderung und Prävention näher zu bringen.

Literaturverzeichnis

1. **Badura**, Bernhard; Olaf **Iseringhausen**; Petra **Strodtholz** (2006):
   Soziologische Grundlagen der Gesundheitswissenschaften. In: Hurrelmann,
   Klaus et al. (Hrsg.): Handbuch Gesundheitswissenschaften, 4. Auflage.
   Weinheim und München: Juventa Verlag, S. 183-219

2. **Bellwinkel**, Michael (2000): *Neuer Anlauf für Gesundheitsförderung und
   Prävention.* In: Die BKK 7/2000. Essen, S. 301-307

3. **Berufsgenossenschaft für Gesundheitsdienst und Wohlfahrtspflege**
   (2006): *BGW Stresskonzept : Das arbeitspsychologische Stressmodell.* In:
   BGW Forschung. Hamburg

4. **BKK Bundesverband** (2006): *Demografischer und wirtschaftlicher Wandel -
   gesundheitliche Folgen.* In: BKK Gesundheitsreport 2006. Essen

5. **Boeing**, Heiner; Dietmar **Walter** (2003): *Machen wir uns selbst krank? :
   Ernährung.* In: Schwartz, Friedrich Wilhelm et al. (Hrsg.): Public Health :
   Gesundheit und Gesundheitswesen. 2. Auflage. München: Urban & Fischer
   Verlag, S. 151-156

6. **Gemeinschaftsinitiative Gesünder Arbeiten e.V.** (o.J.): *Gesünder Arbeiten :
   Prima Klima.* Düsseldorf

7. **Hurrelmann**, Klaus (2003): *Gesundheitssoziologie : Eine Einführung in
   sozialwissenschaftliche Theorien von Krankheitsprävention und
   Gesundheitsförderung.* 5. Auflage. Weinheim und München: Juventa Verlag

8. **Kaba-Schönstein**, Lotte (2003): *Gesundheitsförderung IV : Die Europäische
   Gemeinschaft und Union als Akteur in der Gesundheitsförderung.* In:
   Bundeszentrale für gesundheitliche Aufklärung (Hrsg.): Leitbegriffe der
   Gesundheitsförderung : Glossar zu Konzepten, Strategien und Methoden der
   Gesundheitsförderung. 4. Auflage. Schwabenheim a. d. Selz: Fachverlag Peter
   Sabo, S. 88-95.

9. **Medizinischer Dienst der Spitzenverbände der Krankenkassen e. V.** (o.J.):
   *Dokumentation 2003 – Leistungen der Gesetzlichen Krankenversicherung in
   der Primärprävention und Betrieblichen Gesundheitsförderung.* Essen

10. **Medizinischer Dienst der Spitzenverbände der Krankenkassen e. V.** (2007):
    *Dokumentation 2005 – Leistungen der Gesetzlichen Krankenversicherung in
    der Primärprävention und Betrieblichen Gesundheitsförderung.* Essen

11. **Meierjürgen**, Rüdiger (2002): *Betriebliche Gesundheitsförderung an* Hochschulen : *Handlungsfelder und -möglichkeiten der gesetzlichen* Krankenkassen. In: Paulus, Peter; Ute Stoltenberg (Hrsg.): Agenda21 und Universität - auch eine Frage der Gesundheit? Frankfurt: Verlag für akademische Schriften

12. **Naidoo**, Jennie; Jane **Wills** (2003): *Lehrbuch der Gesundheitsförderung.* 1. Auflage. Werbach-Gamburg: Verlag für Gesundheitsförderung

13. **Rosenbrock,** Rolf (2001): *Der neue § 20 SGB V als* Gestaltungsherausforderung für *die Selbstverwaltung der GKV* In: Die BKK 1/2001. Berlin, S. 22-27

14. **Spitzenverbände der Krankenkassen** (2006): *Gemeinsame und einheitliche* Handlungsfelder und Kriterien der Spitzenverbände der Krankenkassen zur Umsetzung von § 20 Abs. 1 und 2 SGB V. Bergisch Gladbach: IKK Bundesverband

15. **Spitzenverbände der Krankenkassen** (1988): *Leistungsrechtliche* Vorschriften des Gesundheitsreformgesetzes. In: Gemeinsames Rundschreiben vom 09.12.1988. Bonn

16. **Troschke**, Jürgen von (2006): *Methoden der Gesundheitswissenschaften :* Gesundheits- und Krankheitsverhalten. In: Hurrelmann, Klaus et al. (Hrsg.): Handbuch Gesundheitswissenschaften. 4. Auflage. Weinheim und München: Juventa Verlag, S. 529-561

17. **Walter**, Ulla, Friedrich Wilhelm **Schwartz**, Marie-Luise **Dierks** (2001): *Qualitätsmanagement in der Prävention und Gesundheitsförderung unter* besonderer Berücksichtigung von Möglichkeiten und Ansätzen bei Krankenkassen In: Höfling, Siegfried, Otto Gieseke (Hrsg.): Gesundheitsoffensive Prävention, Politische Studien: Hanns Seidel Stiftung e. V. München